AF462064

MÉMOIRE

SUR

UN NOUVEAU MODE DE TRAITEMENT

POUR LA

GUÉRISON DES DARTRES.

MÉMOIRE

SUR

UN NOUVEAU MODE DE TRAITEMENT

POUR LA

GUÉRISON DES DARTRES;

PAR LE DOCTEUR BELLIOL,

RUE SAINTE-ANNE, N° 5.

Troisième Édition,

AUGMENTÉE D'UN GRAND NOMBRE D'OBSERVATIONS.

Les dartres attaquent tous les âges et toutes les classes de a société : partout ces tristes et repoussantes infirmités dégradent l'homme aux regards de l'homme.

ALIBERT.

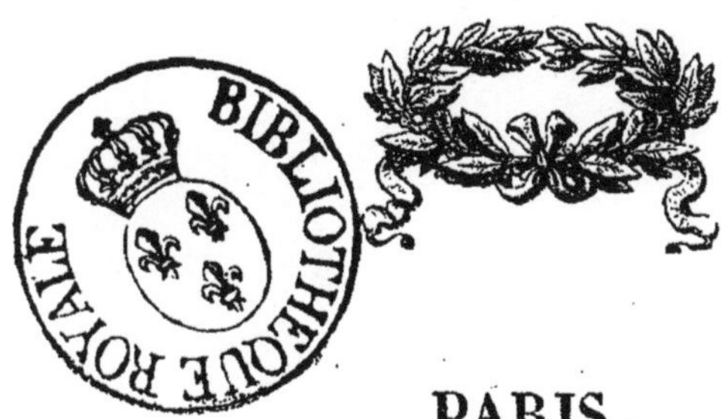

PARIS,

CHEZ TOUS LES PRINCIPAUX LIBRAIRES.

1827.

IMPRIMERIE DE DAVID,
BOULEVART POISSONNIÈRE, N° 6.

AU

BARON LEGRAND,

ANCIEN COLONEL,

COMMANDEUR DE L'ORDRE DE LA LÉGION-D'HONNEUR,

CHEVALIER DE SAINT-LOUIS.

Je suis heureux, mon oncle, en vous dédiant cet écrit, de trouver une occasion de rendre hommage à des vertus privées, à un noble caractère, à des actions d'éclat couronnées sur le champ de bataille.

Je serai plus heureux encore, si vous regardez

ce faible tribut comme un témoignage de mon respect, de ma reconnaissance et de mon sincère attachement.

BELLIOL.

PRÉFACE.

IL est peu de maladies plus répandues que les affections dartreuses; elles prennent même tous les jours d'autant plus d'intensité et d'accroissement, qu'on ne possède presque pas de moyens propres à les combattre, et qu'héréditaires dans les familles, elles se transmettent de génération en génération, et perpétuent ainsi leur existence. Les médecins de l'antiquité, les Grecs, les Latins et les Arabes ne nous ont que fort peu éclairés sur les affections de la peau. Les médecins modernes, qui se sont spécialement occupés de ces maladies, ont mieux apprécié leur marche, leurs phénomènes et leur génie particulier; mais les moyens curatifs qui ont été proposés jusqu'à ce jour, ne sont que rarement couronnés par le succès; et sur un grand nombre de malades, à peine en guérit-on quelques-uns. Frappé de résultats si peu satisfaisans, j'ai dirigé depuis long-temps mes recherches vers ce genre de maladies; je les ai étudiées avec assiduité, non-seulement dans ma pratique particulière, mais encore à l'hôpital Saint-Louis. J'ai multiplié les essais, j'ai tour à tour employé les différentes préparations qui ont été préconisées, j'en ai formé de nouvelles, j'ai mis à contribution tous les agens thérapeutiques dont on s'est servi jusqu'à ce jour. Enfin, après avoir obtenu les plus heureux résultats, je viens livrer au public le fruit de mes recherches.

Je me suis occupé, dans ce mémoire, des affections dartreuses en général; j'ai parlé de leurs complications; j'ai établi le rapport qu'elles ont avec d'autres maladies; j'ai signalé les dangers de leur répercussion; j'ai tracé les causes qui donnent lieu à leur développement; j'ai passé en revue la plupart des moyens qu'on emploie journellement pour les combattre, et j'ai démontré de quel faible secours ils pouvaient être. J'ai exposé les avantages du nouveau mode de traitement et la manière d'y procéder; j'ai tracé le régime à suivre, et indiqué la conduite à tenir pour rendre la guérison permanente. J'ai insisté particulièrement sur la nécessité de soumettre à un traitement préservatif les individus qui sont nés de parens dartreux, et qui, par cela même, peuvent porter le germe de cette maladie.

Parmi les observations que j'ai recueillies, j'en ai rapporté un certain nombre qui vient justifier les succès que j'ai obtenus.

Enfin, sachant combien le temps et la patience du lecteur doivent être ménagés, j'ai rendu cet écrit aussi concis qu'il m'a été possible de le faire, tout en le mettant à la portée des personnes qui veulent s'éclairer sur leurs maladies, et chercher le moyen d'y mettre un terme.

MÉMOIRE

SUR

UN NOUVEAU MODE DE TRAITEMENT

POUR LA

GUÉRISON DES DARTRES.

CONSIDÉRATIONS GÉNÉRALES SUR LES DARTRES.

Les dartres sont un assemblage d'un grand nombre de petites pustules prurigineuses, n'ayant que peu d'élévation, et formant des plaques plus ou moins étendues sur différentes parties du corps. Elles affectent presque toujours une marche lente et chronique, n'ont que très-rarement leur période de décroissement, mais, au contraire, acquièrent une intensité d'autant plus grande, qu'elles s'éloignent davantage de l'époque où elles ont pris naissance. Quelque intimes que soient les rapports qui lient les différentes espèces de dartres, quelque frappans que soient leurs traits de ressemblance, elles se présentent cependant sous les formes les plus variées. Tantôt elles se manifestent par de légères exfoliations de l'épiderme, qui ressemblent aux molécules de la farine, aux écailles du son; tantôt ce sont des écailles plus ou moins larges, qui laissent échapper une matière âcre et ichoreuse, tombent et sont bientôt remplacées par d'autres; quelquefois ce sont des croûtes épaisses, jaunâtres ou verdâtres, qui affectent différentes formes. Tantôt ce sont des phlyctènes, des pustules; dans d'autres cas, ce sont des ulcères horribles, d'où s'échappe une sanie brûlante et corrosive. De combien de genres de dégradations l'enveloppe cutanée n'est-elle pas susceptible!

Les dartres varient selon leur type, leurs causes, leurs phénomènes, leur durée et les virus qui les fomentent. Elles sont accompagnées d'accidens qui leur sont communs, tandis que d'autres sont particuliers à chacune d'elles; un symptôme commun à toutes, est cette aspérité de la région de la peau qui entoure la dartre, et établit la démarcation de la partie saine, d'avec celle qui ne l'est pas. Si l'on examine cet exanthème avec une forte loupe, on aperçoit des petites vésicules lymphatiques, dont chacune est circonscrite par un bord rougeâtre. Quelquefois ce sont des petits boutons rouges, qu'accompagne une démangeaison plus ou moins considérable. Un autre caractère, qui leur est encore commun, est de croître par degrés, et de s'étendre aux parties voisines; en sorte que l'apparition d'une dartre annonce une éruption prochaine dans d'autres parties quelquefois très-éloignées de la première. Enfin elles tourmentent particulièrement les malades dans les premiers momens consacrés au sommeil.

Quoiqu'elles puissent atteindre indistinctement toutes les parties de nos tégumens, cependant elles ont cela de particulier, que chaque espèce paraît néanmoins occuper une partie plutôt qu'une autre; ainsi la dartre farineuse se déclare généralement sur les endroits de la peau qui sont d'un tissu ferme et serré, au voisinage des aponévroses; de là vient qu'on la rencontre quelquefois sur le cuir chevelu. La dartre écailleuse se déclare le plus souvent aux oreilles, au nez, au menton, aux mamelons, à l'anus, au périnée, à la partie interne des cuisses, aux parties génitales. La dartre croûteuse se manifeste ordinairement sur le milieu de la joue, et même sur les deux, dans les points correspondans au réseau capillaire qui les colore. La dartre rongeante dévore les lèvres, les ailes du nez. La dartre boutonneuse tourmente le menton, le front, le derrière des épaules. Enfin chacune d'elles semble affectionner davantage telle ou telle partie de la peau, et je ne doute pas que ce ne soit à sa texture plus ou moins serrée, plus ou moins délicate, que sont dues les formes particulières qu'affecte chaque espèce de dartres.

Les démangeaisons et les douleurs qu'elles suscitent, varient autant qu'elles-mêmes. Tantôt le prurit est presque nul, tantôt il est très-vif, même insupportable; les douleurs peu vent être sourdes, dévorantes, et quelquefois atroces.

L'éruption des dartres, ne se fait jamais avec une sorte de violence, ou du moins cela n'arrive que très-rarement. Elles n'attaquent pas toujours une ou plusieurs parties du corps; mais leurs ravages sont souvent si étendus, que toute la peau se trouve infectée; quelquefois elles font tomber les cheveux ou en altèrent la couleur. « Croira-t-on, dit » M. *Alibert*, que les dartres se propagent, dans » certains cas, jusque sous les ongles, et en » provoquent la chute? Dans cet envahissement » universel des tégumens, le derme contracte » un endurcissement considérable; dans d'au- » tres circonstances, la peau devient d'une » ténuité extraordinaire, se resserre, et simule à » s'y méprendre les ravages de la brûlure. »

Les affections dartreuses se déplacent facilement pour se manifester ailleurs; souvent répercutées, elles ont produit, selon les organes sur lesquels s'opère le transport, des convulsions, des aliénations d'esprit, des maladies de poitrine, du foie, des anévrismes, des rétentions d'urine.

On lit dans les *Transactions philosophiques*, que la répercussion des dartres a quelquefois occasionné *le mutisme*.

Voici deux exemples des plus funestes résultats de leur disparition subite; je les ai recueillis dans l'ouvrage de *Raymond*, de Marseille. « Une » dame, âgée de vingt-huit ans, d'une constitu-

» tion bilieuse, était atteinte d'une dartre qui » occupait le creux des mains; comme elle en » était très-incommodée, elle la traita avec de » l'eau salée, ce qui la fit disparaître très-rapide- » ment; mais, peu de temps après, cette dame » parut triste et rêveuse; elle éprouva des pe- » santeurs de tête, de l'assoupissement, devint » plus sensible, et finit par tomber dans l'épi- » lepsie; ses accès étaient irréguliers, et ne lais- » saient aucun doute sur leur caractère : perte » de connaissance subite, roideur tétanique, » ou mouvemens précipités ou violens des mus- » cles, respiration très-difficile, écume à la bou- » che, etc. L'histoire de la maladie fit bientôt » reconnaître que tout ce désordre était dû à la » répercussion de la dartre. »

« Un monsieur portait sur toute la partie in- » térieure des cuisses, une dartre écailleuse, » qui lui occasionnait des démangeaisons insup- » portables; il se sentit un jour délivré de tout » prurit. Aussitôt une affection du cerveau, ca- » ractérisée par un profond assoupissement, se » développa, et il succomba. »

Les dartres ne se bornent pas à porter leurs ravages sur la peau; elles se propagent même sur les membranes muqueuses qui tapissent le nez, la bouche, les oreilles, l'intérieur de l'estomac et des intestins.

Cette remarque n'avait pas échappé à l'immortel *Hippocrate*, qui avait observé que souvent ces affections se portent sur la vessie, organe qui est également tapissé par ce tissu muqueux.

Le professeur *Alibert* rapporte un exemple déchirant, qui vient confirmer l'assertion émise plus haut.

« Une dame, âgée de soixante-cinq ans, avait » une darte écailleuse humide, qui lui cou- » vrait toute la partie antérieure du ventre. On » s'avisa d'arrêter ce suintement considérable » avec de la farine très-chaude. Qu'arriva-t-il? » L'éruption s'évanouit le huitième jour de » cette apparition funeste; mais depuis cette » époque la malade éprouve un sentiment de » cuisson insupportable dans l'intérieur de l'es- » tomac et des intestins; elle est dévorée d'une » soif ardente, qui la contraint à boire dans » tous les instans du jour, et cette soif n'est » jamais étanchée, quoique la malade porte » toujours avec elle des bouteilles remplies de » liqueurs mucilagineuses et rafraîchissantes; » sa salive est devenue épaisse, fétide et comme » plâtreuse. Pour comble d'infortune, ses yeux » sont totalement perdus; la malade est con- » tinuellement dans les larmes et dans le dé- » sespoir. »

Que de faits ne pourrais-je pas citer, qui prouvent tous les dangers de ces affections répercutées!

Il y a des maladies vraiment dartreuses, qui ne forment cependant aucune éruption vers la peau pendant très-long-temps, et ce n'est que vers la fin de leurs cours, lorsque toutes les humeurs sont viciées et tout espoir de guérison anéanti, que les dartres se manifestent.

Plusieurs maladies, qui semblent, au premier aspect, ne rien tenir du caractère dartreux, doivent souvent leur origine et leur ténacité à cette espèce de virus. Telles sont la plupart des maladies des yeux, celles des oreilles et des autres organes des sens; quelquefois même l'apoplexie et la paralysie. Il y a des hémorrhoïdes dartreuses, et on a vu les dartres remplacer ou accompagner cet écoulement à une certaine époque de la vie; il en est de même à l'égard des rhumatismes et des gonflemens douloureux des articulations. Les dartres sont donc en général une des causes les plus fréquentes d'un grand nombre de maladies; elles se transportent, comme nous avons eu occasion de le dire, sur le foie, sur le poumon, et produisent les résultats les plus funestes. Quand les règles cessent chez les femmes, ou bien des hémorrhoïdes, ce qui leur est commun avec les hommes, les dartres paraissent, et non-seulement la superficie du corps se trouve affectée, mais encore des organes intérieurs essentiels à l'existence, le cerveau par exemple, d'où naît la mélancolie et différentes autres maladies qui lui sont particulières; chez les femmes, les fleurs blanches emportent le plus ordinairement tout ce qui pourrait se porter à la peau sous forme dartreuse, mais cet écoulement n'est nullement critique, puisqu'elles deviennent souvent stériles.

Les affections dartreuses sont peu dangereuses dans la jeunesse, à moins que des enfans ne les aient reçues de leurs parens comme un funeste héritage. Elles se dissipent quelquefois chez les êtres débiles, lorsque leur organisation acquiert un développement plus considérable. Chez les veillards, au contraire, elles ont plus de gravité, la transpiration s'opérant moins bien dans un âge avancé; l'humeur, qui en est la source, obstrue toutes les glandes, la lymphe devient, pour ainsi dire, toute dartreuse, et quand ces affections ne se manifestent pas, ou qu'elles disparaissent spontanément, les viscères s'engorgent, une suppuration lente détruit leur organisation, et les malades succombent dans des angoisses déchirantes.

Je ne dois pas terminer cet aperçu général sur les affections dartreuses, sans parler de leurs complications et des rapports qu'elles ont avec d'autres maladies.

Les dartres s'allient souvent à l'affection écrouelleuse, syphilitique et scorbutique; l'appréciation des phénomènes particuliers à chacune de ces maladies, la physionomie qu'elles leur impriment ne peuvent faire méconnaître ces complications, qui ne laissent pas que d'être fréquentes, et dont la connaissance est du plus haut intérêt.

Les dartres ne me paraissent différer de la teigne que par les parties qu'elles occupent. La première de ces maladies attaque une ou plusieurs parties du corps, tandis que la teigne se manifeste le plus souvent sur la partie chevelue de la tête; elle peut même se manifester sur les épaules, la poitrine et les bras, caractères qui, ce me semble, établissent entre ces maladies la plus grande identité, et que vient encore confirmer le mode de traitement, qui est le même pour toutes les deux.

Les *éphélides,* appelées vulgairement *taches de rousseur*, ont aussi avec les dartres une telle similitude, que je dois dire un mot de ces affections de la peau, caractérisées par des taches dont la couleur varie suivant les idiosyncrasies, les tempéramens et beaucoup d'autres circonstances; souvent elles sont jaunes et safranées; d'autres fois elles sont fauves, comparables aux feuilles mortes de certains arbres; d'autres fois, mais plus rarement, noirâtres, de formes et dimensions très-variables, souvent isolées, souvent réunies en groupes plus ou moins nombreux, ces taches ne s'élèvent pas ordinairement au-dessus du niveau des tégumens, surtout lorsqu'elles se développent sur une peau blanche et fine.

Quelquefois cependant, comme le fait observer le docteur *Frank* et plusieurs praticiens, les points maculés sont légèrement proéminens; leur surface est sèche et devient le siége d'une démangeaison qui augmente par la chaleur; plus tard l'épiderme se fendille et une véritable desquammation s'opère. Ces phénomènes établissent donc, d'une manière positive, les rapports intimes qui existent entre ces maladies et les dartres : souvent ne voit-on pas celles-ci se convertir en véritables *éphélides*, et à leur tour celles-là en véritables dartres. Enfin, le mode de traitement, qui est le même pour ces deux affections, est un trait de plus qui vient confirmer leur analogie.

CLASSICATION

DES

DIFFÉRENTES ESPÈCES DE DARTRES.

ESPÈCE PREMIÈRE.

Dartre furfuracée, *herpes furfuraceus* (1).

DARTRE se manifestant sur une ou plusieurs parties des tégumens, par de légères exfoliations de l'épiderme, semblables à de la farine ou à du son; tantôt ces petites écailles sont très-adhérentes à la peau, tantôt elles s'en détachent avec une extrême facilité.

A cette espèce se rallient les variétés suivantes :

1° Dartre furfuracée volante, *herpes furfuraceus volitans.* — Elle est ainsi appelée à cause de son caractère ambulant. Il faut observer en outre que la matière farineuse qui la constitue, s'enlève quelquefois de la peau avec une très-grande facilité. Les individus qui ont les cheveux blonds ou roux, la peau blanche et sans énergie, y sont les plus exposés.

2° Dartre furfuracée arrondie, *herpes furfuraceus circinnatus.* — Elle forme sur la peau des

(1) *Sauvages* l'appelle dartre farineuse.

plaques circulaires ou arrondies, dont les bords sont plus rudes et plus élevés que le milieu : souvent même, à mesure que les plaques s'agrandissent, leur centre devient parfaitement sain et reprend sa couleur naturelle. Elle attaque ordinairement des sujets forts et robustes, chez lesquels prédomine le tempérament bilieux et sanguin ; elle se manifeste de préférence aux bras, aux jambes, particulièrement au voisinage des articulations du coude et du genou.

ESPÈCE DEUXIÈME.

Dartre squammeuse ou écailleuse, *herpes squammosus.*

Dartre se manifestant sur une ou plusieurs parties des tégumens par des exfoliations de l'épiderme en écailles plus larges que dans l'espèce précédente. Ces exfoliations s'enlèvent aisément de la peau ; souvent même elles tombent spontanément à mesure qu'elles se dessèchent.

Cette espèce présente quatre variétés :

1° Dartre squammeuse humide, *herpes squammosus madidans.* — La peau exhale presque continuellement une humeur ichoreuse, qui ressemble à des gouttes de rosée, et qui est quelquefois très-abondante. Cette dartre se manifeste le plus communément aux oreilles, au nez, à la bouche, aux parties génitales ; souvent elle occupe tout le système dermoïde.

2° Dartre squammeuse orbiculaire, *herpes squammosus orbicularis.* — Elle est le plus souvent sèche et présente quelquefois l'aspect de plusieurs cercles concentriques; elle forme des écailles sèches qui tombent et se renouvellent successivement; elle occupe ordinairement le milieu et le tissu graisseux des joues; elle est beaucoup plus vive dans certaines constitutions atmosphériques que dans d'autres.

3° Dartre squammeuse centrifuge, *herpes squammosus centrifugus.* — On aperçoit dans le creux des deux mains des cercles ou points orbiculaires, résultant du dessèchement de l'épiderme qui blanchit. Ces cercles, plus ou moins nombreux, vont en s'aggrandissant du centre à la circonférence, jusqu'à ce que la main se trouve totalement dépouillée; alors l'épiderme se reproduit, et l'affection dartreuse disparaît entièrement.

4° Dartre squammeuse lichénoïde, *herpes squammosus lichenoides.* — Elle est formée par des écailles dures, coriaces, blanchâtres, exactement analogues à des lichens par leur couleur et leur consistance.

ESPÈCE TROISIÈME.

Dartre crustacée ou croûteuse, *herpes crustaceus.*

Dartre se manifestant sur une ou plusieurs parties des tégumens par des croûtes jaunes, grises, blanchâtres et verdâtres, de formes variées. Ces croûtes tombent et sont remplacées par d'autres, ou restent plus ou moins adhérentes à la peau.

A cette espèce se rapportent trois variétés :

1° Dartre crustacée flavescente, *herpes crustaceus flavescens*. — Cette dartre est le résultat d'un suintement croûteux, dont la couleur jaune présente l'aspect du miel lorsqu'il est desséché, ou des sucs gommeux de certains arbres. Sa marche a quelque analogie avec celle de l'érysipèle. Le tissu cellulaire est un peu gonflé. Elle occupe ordinairement le milieu de l'une ou des deux joues, rarement d'autres parties du corps.

2° Dartre crustacée stalactiforme, *herpes crustaceus procumbens*. — Elle est ainsi appelée, parce que la croûte qui la forme pend communément à la manière des stalactites : elle attaque toujours les ailes du nez.

3° Dartre crustacée en forme de mousse, *herpes crustaceus musciformis*. — Cette dartre, ainsi appelée à cause de sa ressemblance avec la mousse, est formée de croûtes d'un gris verdâtre, et entourée d'une auréole rouge qui enchâsse pour ainsi dire la peau. Celle-ci est toujours un peu tuméfiée, de là vient que les croûtes s'enlèvent très-difficilement. M. *Alibert* a observé cette dartre sur les mains, au dessus du genou, sur le visage. Le bouton large qui la forme, se dépouille quelquefois de sa couche croûteuse; alors on voit dessous une sorte de bourgeon charnu, proéminent, couvert de petites granulations sur lesquelles se concrète la matière ichoreuse.

ESPÈCE QUATRIÈME.

Dartre rongeante, *herpes exedens.*

Dartre se manifestant sur une ou plusieurs parties des tégumens, par des boutons pustuleux ou ulcères rongeans qui fournissent un pus ichoreux et fétide. Ces boutons ou ulcères ne se bornent point à la peau; ils attaquent et corrodent les muscles et les cartilages; ils s'étendent même quelquefois jusqu'aux os.

On distingue trois variétés de cette espèce:

1° Dartre rongeante idiopathique, *herpes exedens idiopathicus.* — On nomme ainsi celle qui survient sans aucune cause apparente, et quelquefois même chez des individus qui paraissent très-sains.

2° Dartre rongeante scrophuleuse, *herpes exedens scrophulosus.* — Cette dartre, très-commune, doit son nom à la diathèse scrophuleuse concomitante.

3° Dartre rongeante vénérienne, *herpes exedens syphiliticus.* — Elle doit son nom à sa complication avec une affection syphilitique.

ESPÈCE CINQUIÈME.

Dartre pustuleuse, *herpes pustulosus* (1).

Dartre qui se manifeste sur une ou plusieurs parties des tégumens, par des pustules plus ou

(1) *Sauvages* l'appelle dartre boutonneuse.

moins volumineuses, plus ou moins rapprochées. La matière contenue dans ces pustules se dessèche et forme des écailles et des croûtes légères qui tombent, et sont communément remplacées par des taches rougeâtres.

Les variétés de cette espèce se réduisent à quatre :

1° Dartre pustuleuse mentagre, *herpes pustulosus mentagra.* — Elle est ainsi appelée parce qu'elle occupe ordinairement le menton. Elle est très-opiniâtre chez l'homme, à cause de l'irritation entretenue par l'action du rasoir.

2° Dartre pustuleuse couperose, *herpes pustulosus gutta-rosa.*—Elle occupe principalement le nez, le haut des joues, les pommettes et surtout le front. Elle est souvent compliquée d'une affection scorbutique des gencives. Ceux qui boivent habituellement et avec excès des liqueurs spiritueuses y sont très-sujets.

3° Dartre pustuleuse miliaire, *herpes pustulosus miliaris.*—Elle est formée de petits grains blanchâtres et luisans, absolument comme des grains de millet. Elle attaque souvent le front des jeunes filles qui approchent de la puberté.

4° Dartre pustuleuse disséminée, *herpes pustulosus disseminatus.*—Elle est composée de boutons rougeâtres, dispersés çà et là sur la peau. Ces boutons, plus gros que ceux des variétés précédentes, sont très-opiniâtres ; et lorsqu'ils viennent à s'éteindre, ils laissent des taches d'un rouge sale ; ils se manifestent ordinairement sur la poitrine, derrière les épaules, quelquefois sur le visage.

ESPÈCE SIXIÈME.

Dartre phlycténoïde, *herpes phyctenoides;* aussi appelée *dartre vésiculaire.*

Dartre se manifestant sur une ou plusieurs parties des tégumens, par des phlyctènes de forme et de grandeur variées; ces phlyctènes, produites par le soulèvement de l'épiderme et remplies d'une sérosité ichoreuse, laissent après leur dessication des écailles rougeâtres, analogues à celles qui suivent la terminaison de l'érysipèle.

On observe deux variété de cette espèce :

1° Dartre phlycténoïde confluente, *herpes phlyctenoides confluens.* — Les vésicules sont répandues en si grand nombre sur toute la surface du corps, qu'elles se touchent et se confondent : l'on observe néanmoins entre elles des échancrures.

M. *Alibert* a vu deux cas dans ce genre dont l'issue a été funeste. J'ai été moi-même témoin d'un fait semblable. L'autopsie cadavérique démontra que de semblables phlyctènes s'étaient formées dans l'intérieur de la bouche, de l'estomac et du conduit intestinal.

2° Dartre phlycténoïde en zone, *herpes phlyctenoides zonæformis.* — J'admets comme deuxième variété de la dartre plycténoïde ; le *zona* que d'autres auteurs ont mis au rang des érysipèles. En effet tous les phénomènes qui constituent sa marche, justifient ce rapprochement. La dartre phlycténoïde dont il s'agit, se déclare par des vésicules pisiformes très-prurigineuses, qui se réunissent en corymbe et s'étendent en manière de ceinture depuis l'épine du dos jusqu'à la ligne blanche. Il est très-remarquable que cette éruption n'occupe constamment qu'un seul côté du corps : du moins les exemples contraires sont-ils rares. Elle rampe tantôt au-dessus tantôt au-dessous de l'ombilic.

ESPÈCE SEPTIÈME.

Dartre érythémoïde, *herpes erythemoides*.

Dartre se manifestant sur une ou plusieurs parties des tégumens par des élevures rouges et enflammées, produites par le gonflement du tissu cutané. Elle se terminent à la longue par de légères exfoliations de l'épiderme, analogues à celles de l'érythème. M. *Alibert* n'a point établi de variétés de cette espèce ; il en propose une sous le nom de *herpes erythemoides urticatus*, parce que, dit-il, les élevures rougeâtres et comme bullées ressemblent aux vésicules plates que fait naître sur la peau la percussion des orties ; elles excitent une démangeaison brûlante. Les causes qui la produisent sont la chaleur de l'atmosphère, des alimens salés ou des liqueurs alcoholisées, et, en général, tout irritant quelconque. Les élevures ou saillies cutanées paraissent brusquement et cessent de même, sans exudation ni desquammation ; mais elles ne s'évanouissent sur une partie que pour se porter sur une autre, et la durée de cet exanthème est aussi plus ou moins prolongé.

DES CAUSES

DES AFFECTIONS DARTREUSES.

Les causes des affections dartreuses peuvent être divisées en deux grandes classes : les unes sont organiques, c'est-à-dire inhérentes au sujet même ; les autres sont intérieures ou accidentelles. Une des causes principales appartenant à la première classe est le virus dartreux transmis des pères aux enfans. *Lorry* ne pense pas que l'on puisse nier la possibilité et l'existence de cette transmission ; j'ai, d'ailleurs, des faits qui la prouvent, et telle est l'opinion du professeur *Alibert*, qu'il étaye de plusieurs observations. « J'ai donné, dit-il, des soins à une famille dans » laquelle tous les mâles, au nombre de trois, » étaient tourmentés de la dartre pustuleuse mentagre ; il y avait deux filles, toutes les deux » atteintes de la pustuleuse disséminée. Le même » accident s'était montré chez leur père et leur » aïeul. » Je dois faire ici une observation fort importante : c'est que cette disposition héréditaire, dont les progrès donnent naissance à une maladie si cruelle, mérite d'être observée dès son origine, afin que l'on puisse prévenir les maux dont elle menace ceux qui en portent le germe. Ses commencemens se manifestent par de petits boutons épars cà et là, qui n'incommodent que par un léger prurit, et dont on s'aperçoit à peine lorsque le visage n'en est pas le siége. Plutôt que de s'assujettir dès cette époque à un traitement convenable, on se fie trop à une santé d'ailleurs florissante ; mais bientôt cette éruption dartreuse, qui n'eût été rien dès son principe, se développe avec force, et si on ne s'empresse de l'arrêter dans sa marche, les individus ainsi affectés tombent dans un marasme dont les progrès sont lents et insensibles. Lorsque le mal a fait une impression marquée sur l'économie animale, que l'inquiétude, la mélancolie s'emparent d'eux, et que leur dépérissement n'est plus une chose douteuse, si on les examine, on trouve le bas-ventre dans un état de dépression et de desséchement consirable, la rate paraît quelquefois endurcie, et en général, les viscères abdominaux font éprouver un sentiment de douleur, et les jambes sont un peu enflées.

Dans la dernière période de cette affreuse maladie, toutes les glandes, tous les viscères sont infectés; et des dépôts chroniques du vice dartreux produisent ou des suppurations, ou des squirrhes contre lesquels tous les secours de l'art sont inutiles.

Au nombre des causes organiques qui semblent disposer davantage aux affections dartreuses, on doit compter l'influence de l'organisation physique; aussi a-t-on observé qu'elles se développent le plus souvent chez les personnes d'un tempérament lymphatique. Elles se montrent aussi après la disparition des hémorrhoïdes, le dessèchement de certains ulcères, et la suppression des règles, ou de toute autre évacuation naturelle ou artificielle, telle qu'un cautère.

On voit aussi ces maladies se développer avec assez d'intensité chez les femmes qui ont atteint leur âge critique.

Les dartres peuvent devoir leur origine aux ravages de la petite vérole, de la rougeole et de la gale. Elles tiennent souvent à un vice syphilitique, scrophuleux ou scorbutique. Les maladies du foie, de la rate et des autres viscères du bas-ventre y donnent quelquefois lieu. On les voit se manifester à la suite des couches avec une très-grande intensité; elles ont alors reçu le nom de *dartres laiteuses*. J'en ai guéri plusieurs qui avaient leur siége aux parties génitales, et qui ne laissaient pas un moment de calme aux personnes qui en étaient atteintes, tant les démangeaisons qu'elles suscitaient étaient insupportables.

Il me reste à parler maintenant des causes intérieures qui favorisent le développement des dartres. On a observé qu'elles sont plus communes dans les pays chauds que dans les climats tempérés ou les régions septentrionales. L'organe cutané, plus vivement excité par la chaleur et la lumière solaires, y devient le siége d'exanthèmes de toute espèce: les affections lépreuses, l'éléphantiasis, le mal rouge, l'yauws, le pian, etc., sont inconnus dans les pays du nord, et règnent endémiquement en Égypte, à Cayenne, à Java, etc. Dans les contrées où nous vivons, c'est durant l'été que les affections dartreuses se déclarent : elles doivent aussi leur origine aux habitations humides, malpropres et peu aérées. Souvent elles dépendent d'une nourriture malsaine et de difficile digestion, telle que les viandes salées, fumées, séchées, les vins verts, acerbes, les eaux stagnantes ou corrompues. Elles doivent quelquefois leur naissance à des causes mécaniques, telles que des coups; j'ai vu plusieurs dartres rongeantes, qui n'avaient pas d'autre origine. La fatigue, les veilles, les travaux de cabinet, la vie sédentaire, occasionnent souvent les affections dartreuses. Mais une des causes qui, selon moi, a le plus d'influence sur le développement de ces maladies, c'est sans contredit les peines morales; elles pervertissent, affaiblissent notre raison, minent sourdement les ressorts de notre organisation, et ont une telle influence sur l'enveloppe cutanée, qu'elles détériorent sa texture, sa couleur, ses propriétés vitales, et laissent sur tous nos traits des traces indélébiles de nos souffrances.

Grand nombre d'observations m'ont éclairé sur toute l'influence que peuvent avoir les troubles moraux sur le développement des affections dartreuses; il me suffira d'en rappeler une seule, dont le souvenir ne s'échappera jamais de ma mémoire.

Madame de B....... habitait Nîmes, lorsque les troubles de 1815 éclatèrent; sa maison fut saccagée; son mari égorgé, mourut victime de ses opinions politiques; elle n'échappa qu'avec peine au fer des assassins, qui portaient la désolation et la mort dans cette malheureuse contrée. Il semblait que le malheur s'attachait à ses pas, car elle venait de perdre un fils qu'elle chérissait tendrement, ce qui avait déjà beaucoup altéré sa santé. En proie à la douleur la plus amère, elle quitta ce sol ensanglanté, et vint à Paris auprès d'une sœur qu'elle y avait. Tout faisait espérer que le temps et les consolations de l'amitié apporteraient quelque calme au chagrin profond qui la dévorait : vain espoir! Sa santé se détériorait tous les jours de plus en plus; à peine pouvait-elle goûter quelques instans de repos; des rêves affreux venaient déchirer son âme; la plus grande vigilance ne l'empêchait pas quelquefois de sortir spontanément de son lit, et de parcourir son appartement à moitié éveillée et dans un état presque comparable au somnambulisme; rien ne pouvait apporter du calme à son affreuse situation. Cependant une dartre croûteuse se développa sur toute la figure et la partie antérieure de la poitrine. Les progrès de l'inflammation qui l'accompagnait furent tels que la tête devint énorme. Les traits de cette dame étaient décomposés, au point de la rendre méconnaissable. A l'aide d'une saignée et de sangsues appliquées au cou, la tête revint à son état naturel; mais l'éruption croûteuse subsista et des ulcérations très-profondes se formèrent; une humeur fétide et très-abondante s'en échappait. Des moyens adaptés à sa position furent mis en usage; en peu de jours, son état physique s'améliora, mais sa mélancolie augmentait; elle ne répondait à aucune des questions qu'on lui adressait; elle semblait méditer quelque funeste projet. Un jour, sous un prétexte, elle renvoya sa garde, s'enferma chez elle et accomplit un affreux suicide. On trouva cette infortunée, à peine âgée de trente-six ans, baignée dans son sang; elle s'était donné la mort à l'aide d'un couteau; elle venait d'expirer! Jetons un voile sur cette scène d'horreur et de désolation trop affligeante pour l'humanité!

J'ai signalé les principales causes qui produisent les affections dartreuses; elles sont tellement multipliées, qu'il deviendrait fastidieux de les passer toutes en revue, et d'ailleurs le pourrai-je, lorsque leur appréciation est souvent si difficile, je dirai même impossible?

TRAITEMENT

DES

AFFECTIONS DARTREUSES.

EXAMEN DES DIFFÉRENS MOYENS JOURNELLEMENT EMPLOYÉS.

APPLICATION DU NOUVEAU MODE DE TRAITEMENT.

La cure des dartres doit être regardée comme une des plus difficiles que présente l'exercice de la médecine. Quels moyens n'a-t-on pas employés pour les combattre? On a tour à tour mis en usage et avec un succès peu marqué, les bois sudorifiques qui n'agissent que faiblement sur tout l'appareil des vaisseaux lymphathiques. Les plantes amères et excitantes, telles que la patience, la scabieuse, la fumeterre, la saponaire, la douce-amère, la bardane, la pensée sauvage, le cresson, le raifort sauvage et différens autres végétaux dont on nous a trop vanté les heureux résultats, ne se sont quelquefois montrés utiles que parce que les affections dartreuses étaient liées à d'autres maladies débilitantes, telles que le scorbut, les écrouelles et la consomption. On a aussi préconisé avec un zèle outré les préparations antimoniales et mercurielles. Qui le croirait? L'*arsenic* même est journellement employé dans ces maladies; aussi est-il très-facile d'expliquer les funestes événemens qui sont la conséquence de l'emploi de substances aussi corrosives.

Les préparations sulfureuses, administrées sous toutes les formes, n'ont produit que très-rarement un résultat favorable. Tous les malades que j'ai vu soumettre, même pendant plusieurs années, à ce genre de médication, n'en ont jamais obtenu la moindre amélioration. Toutefois, si les boissons sulfureuses et les bains de même nature ont pu être de quelque utilité, ce n'est que dans les affections dartreuses très-légères, et encore les médecins qui les ont prescrites font-ils observer qu'il est des circonstances où il importe de les interdire, particulièrement chez les individus qui sont tourmentés par d'autres maladies, comme par exemple chez certains goutteux, chez des épileptiques et des convulsionnaires. J'ai souvent vu des personnes sous l'influence des préparations sulfureuses, contracter des irritations de poitrine qui auraient pu avoir les plus graves résultats, si elles n'eussent été promptement discontinuées.

Pour signaler les dangers des moyens astringens et répercussifs dont font usage beaucoup d'empiriques, je me bornerai à rappeler le cas suivant dont j'ai été le témoin. L'aumônier de l'hospice des Incurables, situé faubourg Saint-Martin, en a été le sujet; cet ecclésiastique, âgé de quarante ans environ, d'une constitution maigre et nerveuse, portait au nez et sur la partie supérieure des mains des dartres croûteuses; il ne consulta aucun médecin sur cette affection; on lui indiqua pour la faire disparaître une pommade répercussive dont il fit usage. Cette éruption disparut au bout de quelques jours; mais en même temps la fièvre et la toux se déclarèrent; sa respiration était gênée; par esprit de religion, il refusa les secours de la médecine, regardant sa maladie comme une mortification qui pouvait concourir au salut de son âme. Sa position empira; il expectorait tous les jours abondamment; il était d'une faiblesse extrême, et des sueurs continues venaient encore aggraver sa position. Cependant la consomption, suite inévitable d'une phthisie pulmonaire si avancée, le mena en peu de temps au marasme le plus complet et enfin détermina sa mort.

Cette dissertation n'ayant pour objet que de montrer les avantages du nouveau mode de traitement, je n'ai dû passer que très-légèrement sur l'emploi des différens moyens journellement mis en usage, et me borner à exposer les effets, le mode d'action et les succès du nouveau procédé.

Trois indications à remplir se présentent pour parvenir à la guérison des affections dartreuses: favoriser la transpiration insensible, entretenir la liberté du ventre, et exciter la suppuration des parties affectées. *Ambroise Paré*, ce père de la chirurgie, avait entrevu une partie de cette méthode, que j'ai développée, car il appliquait quelquefois avec succès un vésicatoire sur l'éruption dartreuse. Mais outre qu'un moyen semblable ne peut également bien s'adapter à toutes les parties affectées, qui ont souvent une très-grande étendue, et qu'en outre il laisse toujours des cicatrices indélébiles, il a aussi l'inconvénient de n'agir que trop superficiellement, et de ne pas favoriser assez la sortie du virus herpétique.

L'habitude de diriger continuellement mon attention vers ce genre de maladies, m'a mis à même de faire les essais les plus nombreux, et d'apprécier à leur juste valeur les moyens qui ont été proposés jusqu'à ce jour. Profitant des progrès de la chimie, et à l'aide d'heureuses combinaisons, dont l'expérience m'a démontré l'efficacité, j'emploie tous les jours avec le plus grand succès un procédé qui, analogue à celui d'*Ambroise Paré*, en a tous les avantages sans en avoir les inconvéniens.

Quoique les affections dartreuses se présentent le plus souvent avec un état de langueur dans la vitalité de la partie qui en est le siége, il n'en est pas moins indispensable, pour éviter de graves inconvéniens résultant de la pratique exclusive d'un moyen, de rappeler ici la division qui doit être établie dans la plupart des maladies, je veux parler de l'état aigu et de l'état chronique. En effet, si la dartre est rouge, douloureuse, si la sensibilité est fortement développée dans la partie malade, il faut se borner à combattre l'irritation par les applications émollientes, les bains tièdes, les boissons délayantes, un régime doux et végétal, et quelquefois par les saignées locales et générales.

Cependant, il faut l'avouer, ces moyens ne suffisent que très-rarement pour compléter la guérison. Les affections dartreuses présentent bien, il est vrai, des alternatives d'irritation et de chronicité ; mais cette dernière forme leur est plus familière, et si dans le cours du traitement les propriétés vitales de la surface malade, réveillées trop vivement par l'action stimulante des médicamens employés, exigent momentanément l'administration d'une médication tempérante, le praticien ne se voit pas moins forcé, lorsque la sensibilité de la partie a repris son rhythme normal, de recourir à des moyens énergiques : c'est alors avec tout l'avantage possible qu'on peut soumettre les malades au mode de traitement dont il est question, en ayant cependant égard à leur âge, à leur tempérament et à la gravité de la maladie. Ainsi, après lui avoir fait subir un traitement préparatoire, le malade sera mis à l'usage d'un sirop anti-dartreux (1). Ce sirop semble modifier d'une manière particulière l'appareil des vaisseaux exhalans

---

(1) Quelquefois l'affection dartreuse a un tel caractère, que je suis obligé de donner en liqueur ou en pilules les substances qui entrent dans la composition du sirop dépuratif.

qu'il ramène à leur état normal; il ranime le ton de la peau, favorise les forces médicatrices de la nature, excite et rétablit la transpiration, dont la suppression est une des causes principales des dartres. C'est dans ce dernier sens qu'agissent les bains simples : aussi est-il facile d'expliquer de quel secours ils peuvent être, à moins qu'une contre-indication ne les interdise.

A certains intervalles, le malade sera purgé; les purgatifs ont non-seulement l'avantage d'opérer une dérivation sur les intestins, mais encore ils entraînent les matières saburrales des premières voies qui deviennent si souvent le foyer d'un grand nombre de maladies, et entre autres des affections dartreuses. Tout en profitant des avantages que les purgatifs peuvent offrir, il faut les interrompre lorsque les malades se trouvent fatigués; il faut aussi proportionner leur dose au sexe, à l'âge, aux habitudes, au genre de vie et au tempérament des individus.

Enfin, on agit en même temps sur les parties malades à l'aide de moyens propres à exciter leur suppuration, sans laisser cependant la trace la plus légère.

Lorsque l'affection est trop générale, trop étendue, je choisis de préférence les endroits qui sont les plus affectés ou ceux qui me paraissent plus favorables à l'effet que je veux produire: c'est là que je concentre le virus dartreux pour en favoriser l'écoulement; quelques jours suffisent pour opérer ce dégorgement salutaire auquel est due la prompte disparution des démangeaisons qui accompagnent ordinairement les affections dartreuses. Cependant le malade continue l'usage du dépuratif interne; il prend des bains tièdes; il frictionne toutes les parties affectées avec une pommade convenable. Sous l'influence de ces moyens, la transpiration s'opère plus facilement, la peau se fortifie, se nettoie, on la voit se rapprocher graduellement de son aspect naturel, et enfin, après un temps dont la durée varie selon la gravité de la maladie, on obtient une guérison radicale. Tel est le procédé facile et sûr qu'une longue expérience a sanctionné, le seul qui puisse combattre avantageusement ces maladies cruelles, car ce n'est réellement qu'en favorisant par tous les moyens possibles l'expulsion du virus dartreux, qu'on peut obtenir une guérison radicale et à l'abri de toutes suites funestes.

J'ai dû, dans cet opuscule, me borner à faire connaître le mode de traitement que j'emploie, les principes sur lesquels il repose et ses heureux résultats; et c'est là, en effet, tout ce que peuvent désirer connaître ceux qui ont quelque intérêt à me lire. Si j'avais écrit pour des médecins, j'aurais donné à mon mémoire une plus grande étendue; je me serais appesanti davantage sur les inconvéniens des bains sulfureux et minéraux; j'aurais signalé avec plus de soin le danger des méthodes répercussives journellement employées, et je serais entré particulièrement dans le détail des diverses préparations que je mets en usage. Mais n'eût-ce pas été m'éloigner du but que je me suis proposé? Pouvais-je d'ailleurs faire apprécier facilement à un malade, étranger à l'art médical, toutes les modifications que nécessite ma méthode? Pouvais-je, sans danger, le livrer à son inexpérience? En agissant autrement que je ne l'ai fait, je n'aurais pas été assuré de l'efficacité de ma méthode, qui, mal appliquée, ne pourrait avoir le résultat désiré. J'aurais, par conséquent, nui au malade, en lui permettant de croire qu'il pouvait se passer des soins d'une personne qui a fait une longue étude de ce genre de maladie, et dont la surveillance lui est absolument nécessaire. Je pense donc qu'on me saura gré de la marche que j'ai adoptée; elle m'a semblé être non-seulement la plus salutaire, mais, peut-être même, la seule qu'on pût employer avec succès.

RÉGIME.

Les personnes soumises à ce nouveau mode de traitement doivent éviter tout ce qui est capable d'échauffer; elles se priveront de tout ce qui est salé et épicé; elles s'abstiendront de liqueurs fortes et ne boiront jamais que du vin bien trempé. Elles feront usage d'alimens adoucissans et rafraîchissans, tels que les plantes potagères douces, les viandes blanches, le riz, le lait; celui de vache sera préféré, si les organes de la digestion sont en bon état; celui de chèvre, s'ils sont affaiblis; et enfin, quand on appréhende l'irritation, on préfère le lait d'ânesse, qui a moins de parties caséeuses et qui relâche puissamment. On peut au reste modifier en plus ou en moins les effets du lait, en le coupant avec des décoctions d'orge, de gruau, ou des décoctions amères, si la constitution est affaiblie. Lorsque des considérations particulières essentielles engagent à proscrire l'usage du lait, on peut le remplacer par des boissons faites avec la chair de jeunes animaux. Les personnes affectées de dartres respireront un air sec et modérément chaud, se soustrairont au froid et à l'humidité, et fuiront les occupations trop sérieuses.

DES MOYENS

D'EMPÊCHER LES RÉCIDIVES.

Les affections dartreuses, comme bien d'autres maladies, sont susceptibles de se reproduire; aussi le malade devra continuer, quelque temps encore après sa guérison, le traitement et le régime prescrits. Il devra user d'alimens sains, faire un exercice modéré, et dans le but d'exciter et d'entretenir la transpiration dont la suppression est souvent une des causes des affections dartreuses, il prendra des bains simples, et fera des frictions sur tout le corps, avec un morceau de flanelle ou une brosse destinée à cet usage.

OBSERVATIONS.

PREMIÈRE SÉRIE.

Dartre furfuracée ou farineuse.

Première observation. — Mademoiselle C., âgée de vingt-un ans, d'une haute stature, d'un tempérament bilioso-lymphatique, mal réglée, éprouva des cuissons à toute la partie postérieure et latérale du cou; un érysipèle s'y manifesta; il envahit tout le pavillon de l'oreille et devint très-douloureux.

Des sangsues appliquées aux parties sexuelles, des bains de pied sinapisés, des lotions répétées avec une infusion de mauve et de sureau, quelques boissons délayantes, tels furent les moyens mis en usage. L'inflammation céda; il ne restait que peu de rougeur; mais une vive démangeaison se faisait ressentir, et l'épiderme de la partie malade se convertissait en molécules farineuses faciles à enlever. Quelques bains tièdes, le sirop dépuratif, trois purgatifs et une seule application, qui donna lieu à un écoulement considérable d'humeur, terminèrent cette maladie au bout d'un mois et demi.

Deuxième observation. — M. P..., âgé de quarante-cinq ans, d'un tempérament sanguin, éprouva subitement et sans cause connue, des démangeaisons considérables à la partie antérieure des cuisses et des jambes ; en même temps se développèrent, à deux et trois pouces de distance, des plaques dartreuses circulaires qui s'accrurent de jour en jour et finirent par acquérir la dimension d'une pièce de deux francs. Les démangeaisons qu'elles suscitaient devenaient quelquefois insupportables. M. P... jouissait d'ailleurs d'une excellente santé ; il consulta un médecin qui lui fit subir le traitement usité en pareilles circonstances; cependant depuis quinze mois il n'avait pas obtenu la plus légère amélioration. Désespéré de sa situation, il s'adressa à moi.

Comme la peau intermédiaire aux plaques dartreuses était rouge, je le mis à l'usage des bains tièdes et fis appliquer quelques cataplasmes émolliens sur les parties affectées. Comme le sujet était pléthorique, une saignée fut pratiquée au bras et il fut mis à l'usage d'une boisson adoucissante. Sous l'influence de ces moyens, les démangeaisons diminuèrent sensiblement; mais la maladie persistait et avait passé à l'état chronique. Dès-lors je ne doutai plus des avantages qu'il pouvait retirer du nouveau mode de traitement; il fut à cet effet mis à l'usage du sirop dépuratif, purgé à plusieurs reprises; des applications furent faites sur les parties affectées; au bout de vingt-quatre heures elles étaient très-gonflées et une humeur considérable s'en écoulait. La suppuration fut excitée et entretenue par une pommade convenable ; peu à peu les parties revinrent à leur état naturel ; les démangeaisons cessèrent totalement, et après trois mois de traitement, M. P... obtint une entière guérison.

Troisième observation. — Madame de C., d'un tempérament lymphatique, âgée de vingt-huit ans, avait habituellement des fleurs blanches que rien ne pouvait combattre ; elles se supprimèrent par l'effet d'une vive frayeur ; dès lors quelques démangeaisons se firent ressentir dans différentes parties du corps et principalement aux sourcils et au milieu du front. Les préparations sulfureuses lui furent vainement conseillées. Trois mois après, époque où je la vis pour la première fois, la partie supérieure des deux bras, le front, les sourcils et toutes les extrémités inférieures étaient le siége d'une très-vive démangeaison et d'une exfoliation considérable de petites écailles farineuses. Soumise pendant trois mois au nouveau mode de traitement, elle obtint une guérison radicale et fut délivrée d'un écoulement qui tenait d'une manière certaine à un principe dartreux.

On doit se rappeler que j'ai dit dans mes considérations générales, que, chez les femmes, les fleurs blanches emportent, le plus ordinairement, tout ce qui pourrait se porter à la peau sous forme dartreuse. Il y a eu évidemment, dans cette circonstance, transport du virus sur les parties qui ont été affectées. Depuis cinq mois environ que la guérison a été opérée, Madame de C. jouit d'une santé parfaite.

Quatrième observation. — M. B..., d'un bon tempérament, âgé de vingt-trois ans, avait eu la gale dans sa jeunesse. Malgré tous les moyens qui furent mis en usage, il éprouvait, tous les étés, une vive démangeaison à toutes les articulations, occasionnée par de petits boutons blanchâtres qui, pressés ou déchirés, donnaient sortie à une humeur cristalline. Au mois de février dernier il ressentit de très-vives démangeaisons aux sourcils ; peu de temps après, une matière farineuse s'en détachait ; il négligea cette affection. Au mois d'avril, la moitié des sourcils était tombée, la peau était boursoufflée, les yeux étaient plus sanieux qu'à l'ordinaire, le prurit avait une telle vivacité que des croûtes, résultat des écorchures occasionnées par le besoin de se gratter, se formaient et donnaient à toute la physionomie un aspect dégoûtant. Plusieurs applications opérèrent, en peu de jours, un dégorgement favorable ; les démangeaisons cessèrent presque entièrement. L'emploi combiné des moyens externes et internes, emmenèrent en deux mois environ une guérison radicale. Il est facile d'apprécier que la maladie dartreuse de M. B... n'était autre qu'une gale dégénérée, puisque les fortes chaleurs de cette année n'ont pas vu éclore une affection qui se montrait périodiquement tous les étés.

Cinquième observation. — M. le comte de C..., âgé de quarante-trois ans, d'un tempérament bilieux, éprouva en 1818, après une partie de chasse, des douleurs rhumatismales, occupant presque toutes les articulations. Les moyens qui furent employés pour combattre cette affection, eurent tout le succès possible. Au mois de janvier 1820, les douleurs reparurent avec une grande intensité et sans cause connue. Cette fois on fut moins heureux que la première dans l'emploi des moyens mis en usage, puisque depuis cette époque M. de C... a ressenti toutes les années les mêmes douleurs : cependant elles ne parurent pas en 1826, et les mois de novembre, décembre et janvier lui laissèrent le calme le plus parfait ; il se croyait entièrement guéri lorsqu'au mois de février passé il éprouva, sur la totalité du corps, une très-vive démangeaison qui fut bientôt suivie d'une éruption considérable de petites dartres circulaires jaunâtres, rudes sur ses bords et de la dimension d'une pièce de dix sous. Elles étaient tellement multipliées qu'il n'y avait entre elles que deux ou trois lignes de distance. Le visage seul n'était pas affecté, le teint cependant était très-jaune, la langue était chargée, il y avait une lassitude générale, des maux de tête, point d'appétit. Il me fut très-facile d'apprécier qu'il existait un embarras d'estomac; je fis prendre un vomitif qui entraîna une grande quantité de bile verte et jaune; peu de jours après, j'administrai un purgatif qui eut également un résultat avantageux. Ce préalable rempli, je soumis le malade au traitement anti-dartreux. Huit jours s'étaient à peine écoulés qu'il y avait déjà une très-grande amélioration; trois mois de traitement opérèrent une guérison radicale.

Lorsque l'on considère les symptômes qui préludèrent au développement de cette affection dartreuse, n'est-il pas très-facile de voir que les douleurs rhumatismales n'étaient qu'une forme qu'elle avait adoptée, et ce qui me confirme davantage dans cette opinion, c'est que M. de C... était né d'un père qui avait eu une maladie dartreuse dont il n'avait jamais été guéri.

Sixième observation. — M. B...., âgé de quarante ans, d'un excellent tempérament, ressentit, en 1815, une très-vive démangeaison à la partie postérieure de la main droite. En même temps, une dartre arrondie s'y développa; elle fit de tels progrès, que deux mois après elle avait acquis la grosseur d'une pièce de cinq francs; elle était rude sur les bords et donnait lieu à la chute d'écailles farineuses. Quoique ce soit un caractère propre aux affections dartreuses en général, de se transporter facilement d'un endroit à un autre, cependant la dartre farineuse arrondie est très-tenace et quitte rarement les lieux où elle a pris naissance. Le contraire a eu lieu chez M. B., puisque souvent en deux fois vingt-quatre heures sa dartre se transportait sur la main opposée sans laisser la trace la plus légère sur celle qui avait été affectée. Tour à tour ce changement s'opérait avec une promptitude qui a étonné tous les médecins qui lui ont inutilement donné leurs soins. Je le soumis au traitement anti-dartreux avec un tel succès, qu'au bout de cinquante jours, la guérison fut opérée.

Cette affection, qui paraissait avoir peu d'importance par son peu d'étendue, pouvait avoir cependant les résultats les plus dangereux par son caractère ambulant. Elle pouvait, en effet, se transporter sur un organe essentiel à l'existence, et compromettre facilement la vie du malade. J'ai vu plusieurs affections de poitrine qui n'avaient pas d'autre origine.

DEUXIÈME SÉRIE.

Dartre squammeuse ou écailleuse.

Première observation.— M. de G...., homme de lettres, d'une frêle constitution, âgée de cinquante ans, avait eu dans sa jeunesse, plusieurs maladies syphilitiques qu'il présuma n'avoir jamais été bien guéries; il fit en 1822 un voyage en Italie; sous l'influence de chaleurs très-fortes, une dartre écailleuse se manifesta à l'anus, aux bourses et la partie inférieure du ventre; il ressentit en même temps des démangeaisons insupportables; il n'éprouvait quelque soulagement qu'en se gratant au point de s'écorcher, ou en se frottant avec du fort vinaigre; la nuit, ces démangeaisons prenaient un tel degré d'accroissement, par la chaleur du lit, qu'il ne pouvait trouver un seul instant de repos; *rien*, disait-il, *ne pouvait exprimer ses souffrances.*

Il consulta un médecin distingué de Milan, qui le mit à l'usage des pilules de goudron, des bains de Barèges, et le faisait frotter matin et soir avec une pommade dont il ignore la composition. Cependant, à l'aide de ces moyens, il parut éprouver quelque calme; depuis cinq mois, il continuait son traitement, lorsqu'il revint à Paris en 1824. Il fut à l'hôpital Saint-Louis prendre des bains de vapeur; il consulta plusieurs médecins.

Cependant, sa maladie éclata avec une nouvelle violence, et ce fut à cette époque qu'il se confia à mes soins. Ses souffrances avaient acquis la même intensité qu'auparavant; des écailles humides se détachaient des parties affectées; une humeur âcre et corrosive suintait avec une telle abondance qu'il était obligé de se garnir. Sa santé était profondément détériorée. Mon premier soin fut de le mettre à l'usage des bouillons gélatineux et de l'extrait de quinquina; il était nécessaire de relever ses forces épuisées. Plusieurs applications qui déterminèrent une abondante suppuration, lui rendirent bientôt le calme et la tranquillité. Persuadé que sa maladie devait son origine à une infection syphilitique, j'associai avec un tel avantage le sirop dépuratif, le lait, les purgatifs et les moyens que réclament cette dernière maladie, qu'au bout de près de cinq mois nous obtînmes une guérison complète.

Deuxième observation. — Madame M...., âgée de vingt-sept ans, d'un tempérament éminemment lymphatique, née d'un père écrouelleux, fut dans sa jeunesse affectée de la même maladie; cependant, vers l'âge de la puberté, époque à laquelle sa constitution s'était fortifiée, cette affection disparut et ne laissa que quelques cicatrices au cou, traces de son existence. Toutefois son oreille gauche suintait de temps en temps : elle jouissait d'ailleurs d'une bonne santé. Elle se maria, devint enceinte; sa grossesse n'eut rien de particulier, si ce n'est que l'écoulement de l'oreille se supprima. Elle accoucha heureusement, mais des circonstances particulières l'empêchèrent de nourrir son enfant.

Vingt jours après, elle sentit sous les aisselles des démangeaisons; ses cheveux tombaient; en même temps elle ressentit aux parties sexuelles un vif prurit; une inflammation considérable se développa dans ces parties; elle céda facilement à l'usage des bains tiedes et des fumigations émollientes. Un léger suintement se manifesta; des écailles se formèrent; elles se détachaient et faisaient place à d'autres. La maladie prit un caractère chronique; des applications furent réitérées non seulement dans les parties affectées, mais encore dans celles qui les avoisinaient. Considérant que cette dartre, vulgairement appelée *dartre laiteuse*, était liée à une disposition écrouelleuse, je la combattis non-seulement par le nouveau procédé, mais encore par les préparations amères; au bout de deux mois environ, cette dame était parfaitement guérie.

Troisième observation. — M. A......, âgé de trente-quatre ans, d'un tempérament biliososanguin, très-bien constitué, eut une maladie syphilitique de laquelle il pense n'avoir jamais été bien guéri.

En 1814, il éprouva des démangeaisons à la tête; des écailles très légères s'en détachaient. En 1815, des clous se manifestèrent sur différentes parties du corps; ils disparurent; vers cette même époque, les parties génitales, l'anus, la partie supérieure des cuisses, et les jarrets devinrent le siége d'une démangeaison violente.

Différentes parties des bourses se fendillèrent; une matière âcre et ichoreuse s'en écoulait; de toutes les parties affectées se détachaient des écailles d'une très-grande dimension. M. A... n'éprouvait pas un moment de calme. Le jour, le prurit se manifestait à la fois sur les différens points affectés et avec une telle violence, que, souvent obligé de se contraindre, son visage se décomposait, et son agitation était telle, qu'on eût dit qu'il était tourmenté par des convulsions. La nuit, les accès de démangeaison étaient si violens, surtout aux parties génitales, qu'il se grattait au point de s'écorcher; *il lui semblait*, disait-il, *qu'une humeur âcre tendait à en sortir*. A peine pouvait-il trouver quelques instans de repos. Il fut soigné par beaucoup de médecins; il prit des sucs d'herbes, des bains de Barèges, des bains de vapeur; les parties affectées furent touchées avec la pierre infernale, avec une dissolution de vitriol vert, et de mercure. Rien ne pouvait apporter du changement à son affreuse position. Il me fut adressé; lorsque je le vis pour la première fois, il était maigre et avait le teint plombé. Gai par caractère, il était devenu mélancolique; il n'aimait que la solitude; il portait sur tous ses traits la trace des souffrances qu'il avait éprouvées. Cet infortuné était livre au plus affreux désespoir. Je calmai son esprit par la promesse d'une guérison certaine, et je le soumis au nouveau mode de traitement, auquel j'associai les moyens anti-syphilitiques; des applications réitérées sur les parties génitales y concentrèrent l'humeur dartreuse répandue dans différentes parties du corps, et une pommade convenable en favorisa la sortie. Vingt jours s'étaient à peine écoulés, que les démangeaisons de la tête cessèrent, le prurit des parties génitales devint supportable, sa santé se fortifia, ses nuits étaient bonnes, il recouvra l'appetit et bannit sa tristesse. Tous les jours sa position s'améliora, et il eût marché à une guérison plus prompte, si ses occupations, difficiles à concillier avec le traitement auquel il était soumis, n'y eussent mis obstacle. Enfin, jouissant aujourd'hui d'une bonne santé, il n'éprouve, d'une maladie qui avait dix ans d'existence, que de légers vestiges qui réclament encore quelques soins. Ce qu'il y a de certain, c'est qu'avant peu de temps sa guérison sera entièrement consolidée.

Nota. Ce malade est entièrement rétabli de son affection dartreuse, et sa santé générale s'est beaucoup fortifiée.

Quatrième observation. — M. Du......, ancien marin, âgé de quarante ans environ, était affecté depuis sept ou huit ans d'une dartre écailleuse qui occupait les bourses, le périnée et l'anus; elle excitait des démangeaisons insupportables, et donnait lieu à un suintement abondant. Tour à tour les tisanes rafraîchissantes et les moyens connus avaient été employés sans le moindre succès. Soumis pendant deux mois et demi environ au nouveau mode de traitement, il obtint une guérison radicale.

Cinquième observation. — M. de C...., âgé de trente-sept ans, d'une constitution débile, né d'un père dartreux, avait depuis sa plus tendre enfance une dartre écailleuse lichénoïde, occupant toute la partie postérieure de la main. Elle était caractérisée par des écailles dures, coriaces et blanchâtres. Une démangeaison très-vive se faisait quelquefois ressentir, mais elle avait peu de durée. Cette affection donnait à la main une telle rudesse, que le mouvement des doigts n'était pas très-libre. Sans cesse soumis à l'emploi des moyens internes qui ne produisirent jamais le plus léger avantage, c'est à eux qu'il devait l'affaiblissement de sa constitution. Prenant en considération l'état de maigreur où il se trouvait et la diminution de ses forces, je le mis à l'usage d'une nourriture substantielle; il prit, pendant un mois, l'extrait de quinquina; il respira l'air de la campagne, sa santé s'améliora considérablement, son visage acquit de la fraîcheur, lorsqu'auparavant il était decoloré Enfin, se trouvant dans l'état le plus favorable, je le soumis au nouveau procédé qui opéra sa guérison en trois mois environ. Il serait impossible aujourd'hui d'apercevoir la trace la plus légère d'une affection qui était hereditaire.

TROISIÈME SÉRIE.

Dartre crustacée ou croûteuse.

Première observation. — M. D..., âgé de trente-cinq ans, d'un tempérament bilieux, éprouva, à la suite d'une vive colère, des démangeaisons sur toutes la partie antérieure de la poitrine. Des boutons très-rouges s'y développèrent; ils étaient réunis par groupes; ils ne tardèrent pas à supurer, et le résultat de cette excrétion donnait lieu à des croûtes d'un jaune verdâtre; elles étaient tellement multipliées, qu'il n'y avait pas entre elles plus d'un demi-pouce de distance. La peau qui entourait leur base était d'un rouge briqueté; des démangeaisons vives et brûlantes se faisaient ressentir surtout pendant la nuit. En quinze jours, cette affection était parvenue à ce degré d'intensité. La maladie était encore à son état aigu, et un pharmacien imprudent qu'il consulta, l'aggravait encore par des bains de Barèges. Je fis cesser ce genre de médication, et le mis pendant quelque temps à l'usage des bains tièdes et d'une tisane rafraîchissante. Ce préalable rempli, et l'état inflammatoire ayant entièrement cessé, il fut soumis au nouveau mode de traitement, et fut complétement guéri au bout d'environ trois mois et demi.

Deuxième observation. — Mademoiselle G..., d'une constitution nervoso-sanguine, âgée de vingt-un ans, née d'un père qui avait eu des dartres sur différentes parties du corps, éprouva un retard dans sa menstruation. Peu de temps après, un érysipèle se manifesta sur la joue droite, et acquit une intensité considérable; des phlyctènes se formaient, se brisaient et laissaient échapper un fluide séreux. Vingt sangsues appliquées à la vulve, et des moyens anti-phlogistiques firent cesser cette inflammation en grande partie.

Bientôt une exudation purulente se manifesta vers le milieu de la joue, et se convertit en une croûte de la largeur d'une pièce de trois livres; elle était d'un gris jaunâtre, se détachait par fragmens, et était promptement reformée. L'érysipèle avait entièrement cessé, et une aréole rouge circonscrivait la partie malade. La santé était d'ailleurs fort bonne. Considérant que sa maladie était héréditaire, elle subit d'une manière plus rigoureuse le traitement auquel je la soumis. Cette dartre avait un caractère tellement opiniâtre, qu'elle ne guérit qu'au bout de cinq mois. Il serait impossible aujourd'hui de reconnaître laquelle des deux joues a été affectée.

Troisième observation. — Madame G..., d'un tempérament lymphatique, âgée de trente-deux ans, avait depuis huit ans environ une dartre croûteuse occupant la presque totalité de la joue droite. Soumise à toute espèce de préparation sulfureuse, loin d'obtenir un résultat avantageux, sa maladie avait empiré. Elle vint réclamer mes soins. Quelques jours de traitement opérèrent dans les parties affectées un dégorgement salututaire. Les démangeaisons cessèrent totalement et la guérison fut opérée en quatre mois.

Quatrième observation.—Monsieur P..., d'un tempérament bilieux, âgé de trente-huit ans, avait depuis cinq ou six ans une dartre croûteuse occupant toute la partie postérieure des deux mains. Les démangeaisons qu'elle excitait étaient atroces. Ce monsieur était désespéré. Il souffrait tellement dans les accès de prurit qui étaient très-fréquens, que la vie lui était à charge. Il se serait détruit, me disait-il, s'il n'eût été père de famille. Tout ce qu'on avait mis en usage pour combattre cette affection, avait échoué. La lecture de mon mémoire lui rendit l'espérance; il vint me voir, persuadé que j'apporterais quelque soulagement à ses maux. Je ne trompai pas son espoir. En quelques jours je lui rendis le calme, et en trois mois et demi je le rendis à la santé.

QUATRIÈME SÉRIE.

Dartre rongeante.

Première observation. — Madame M..., d'un tempérament lymphatique, âgée de vingt-sept ans, était née d'un père qui mourut d'une dartre rongeante qui lui dévora horriblement le visage. Craignant de dérober un seul instant aux fêtes et aux plaisirs, et trop confiante aux signes extérieurs d'une santé parfaite, elle fut indocile à mes avis et refusa de se soumettre à un traitement préservatif que je jugeais nécessaire, parce que je redoutais qu'elle n'eût reçu en héritage la funeste maladie de son père. Une année s'était à peine écoulée qu'un gros bouton se développa sur le sein gauche ; il acquit en peu de temps une grande étendue, et il se forma plusieurs ulcères profonds excessivement douloureux, desquels s'échappait une humeur corrosive. Cette affection avait une identité parfaite avec celle à laquelle son père succomba. Justement alarmée sur sa position, elle se confia à mes soins. Après vingt jours de traitement, nous avions déjà obtenu une amélioration remarquable, et à dater de cette époque la cicatrisation fut complète au bout de trois mois, et quelques jours. Quoique entièrement guérie, cette dame resta encore assez long-temps sous l'influence du traitement et d'un régime sévère, afin d'éviter une récidive.

Deuxièuue observation.—M. F..., d'un tempérament nervoso-lymphatique, âgé de quarante-cinq ans, s'adressa à moi pour se faire guérir d'une dartre rongeante syphilitique, qui occupait tout le côté droit de la lèvre inférieure jusqu'à sa commissure, ainsi que toute la partie du menton correspondante. Cet ulcère, qui occasionnait des douleurs atroces, laissait échapper avec abondance une humeur puante et tellement corrosive, qu'elle irritait et enflammait toutes les parties environnantes. Cette plaie horrible était d'un rouge verdâtre vers ses bords, ce qui me confirma qu'elle était de nature syphilitique. M. F... dormait mal, et avait toujours un peu de fièvre. L'appétit était asssez bon; il avait vainement consulté les médecins les plus distingués de la capitale. Cinq applications furent faites sur la partie affectée, à huit à dix jours de distance; à chacune d'elle on s'apercevait d'une grande amélioration. Sirop dépuratif, purgatifs reitérés, préparations anti-syphilitiques, tels furent les moyens à l'aide desquels nous obtînmes sa guérison au bout de trois mois et dix jours.

Troisième observation.—M. R..., âgé de cinquante-cinq ans, d'une bonne constitution, m'écrivit de Bruxelles, sa résidence, pour réclamer mes soins relativement à une dartre rongeante reconnue telle par les médecins de cette ville, qui n'avaient pu le guérir. Cette dartre occupait le milieu de la joue droite; il ne pouvait assigner les causes qui avaient donné lieu à son développement. Je l'engageai à venir à Paris; n'ayant pu se déterminer à faire ce voyage par des raisons particulières, je lui fis parvenir tout ce qui était nécessaire, et quoique je ne pusse moi-même le diriger dans son traitement (ce qui semblait devoir un peu retarder sa guérison), cependant il fut entièrement rétabli au bout de six semaines.

Quatrième observation.—Un serrurier de Laon vint à l'Hôtel-Dieu de Paris, pour se faire traiter d'une dartre rongeante qui occupait la presque totalité de la joue gauche. Sa vue inspirait l'effroi: tous les moyens employés furent inutiles; cet infortuné, livré au plus affreux désespoir, vint réclamer mes soins. Trois mois de traitement suffirent à sa guérison.

Cinquième observation.—M. D..., âgé de trente-huit ans, d'un tempérament robuste, était affecté depuis deux ans d'une d'artre rongeante, de la dimension d'une pièce de trois fr., occupant la partie gauche du menton. La sensibilité y était developpé à un tel point que le plus léger attouchement donnait lieu à une très-vive douleur. Il avait été infructueusement soigné par les médecins les plus distingués de la capitale. Il vint réclamer mes soins. Plusieurs applications opérèrent un dégorgement salutaire. La sensibilité dont était doué cet ulcère cessa au bout de quelques jours. L'emploi combiné des moyens externes et internes amenèrent une cicatrisation complète au bout de quatre mois.

CINQUIÈME SÉRIE.

Dartre pustuleus ou boutonneuse.

Première observation.—M. D..., d'un tempérament très-sanguin, âgé de trente-cinq ans, vint réclamer mes soins pour une dartre boutonneuse qui occupait toute l'étendue du front; elle s'était insensiblement développée, et c'est lorsqu'elle eut acquis une intensité plus grande, qu'il se décida à se faire soigner. Il n'avait jusques-là fait usage que de quelques bains. Son affection consistait en une multitude de petits boutons peu éloignés les uns des autres, qui suppuraient et formaient de légères croûtes; ils étaient très-rouges à leur base, excitaient quelquefois une vive démangeaison; très-multipliés du côté droit du front, ils ne formaient qu'une plaque rouge écarlate. Trois mois de traitement opérèrent une guérison radicale.

Deuxième observation. — M. L...., âgé de vingt-cinq ans, d'une bonne constitution, avait depuis trois ans le menton tout couvert d'une multitude de petit boutons très-rouges; la matière qu'ils fournissaient, était grise, et formait des croûtes qui étaient enlevées par le raseoir, dont l'action aggravait la maladie. Toute la peau du menton était rugueuse et donnait à la physionomie un aspect dégoûtant.

L'emploi des préparations prises à l'intérieur, et trois applications qui déterminèrent une abondante suppuration, amenèrent en deux mois et demi la guérison d'une dartre qui s'était montrée rebelle à tous les moyens mis en usage.

Troisième observation. — M D...., serrurier, âgé de cinquante-quatre ans, d'un tempérament bilieux, était affecté depuis long-temps d'une dartre pustuleuse occupant le nez, le front, les pommettes et la lèvre supérieure. Cette affection, désignée sous le nom de *goutte-rose*, était caractérisée par une grande quantité de petites pustules rougeâtres, très-rapprochées les unes des autres, et contenant du pus à leur sommet. Cette maladie devait son développement à des excès de boissons spiritueuses; elle était encore beaucoup aggravée par le feu de la forge. M. D... fut long-temps à Saint-Louis; il n'obtint pas le moindre soulagement des moyens qui furent mis en usage. Fatigué de quinze mois de traitement, il sortit de l'hospice. Je lui prodiguai mes soins pendant cinq mois, et j'eus la satisfaction d'obtenir une guérison radicale. Je lui conseillai de ne plus s'exposer au feu de la forge, et de se soumettre à un régime sévère. Il a suivi mes avis, et, depuis cette époque, le plus léger bouton ne s'est pas manifesté sur son visage.

SIXIÈME SÉRIE.

Dartre phlicténoïde ou vésiculaire.

Première observation. — Madame J...., âgée de trente-deux ans, d'un tempérament très-nerveux, vint me consulter pour une dartre vésiculaire qui occupait la partie postérieure du dos; elle avait environ dix pouces de longueur sur six de largeur. Cette affection devait son origine à des peines morales et à une vive frayeur. La partie malade était devenue le siége d'une vive démangeaison; peu de temps après, se déclarèrent une grande quantité de petits boutons très-rapprochés les uns des autres; ils ne tardèrent pas à se convertir en vésicules dont quelques-unes avaient une grande dimension; elles laissaient échapper une humeur jaunâtre; la peau était souillée çà et là par de petits ulcères qui suppuraient. Elle était très-rouge et les cuissons très-vives. Comme madame J..... n'était pas bien réglée, je fis poser quinze sangsues à la vulve; des cataplasmes furent appliqués sur la partie affectée. Nous ne tardâmes pas à obtenir une amélioration sensible; l'inflammation se dissipa, mais les vésicules brisées étaient bientôt remplacées par d'autres, et les ulcérations, quoique moins étendues, existaient toujours. Elle fut soumise au nouveau mode de traitement, et fut radicalement guérie au bout deux mois et cinq jours.

Comme la dartre vésiculaire a une grande tendance à se reproduire, je fis appliquer de nouveau des sangsues et fis continuer long-temps encore le traitement, afin d'empêcher toute récidive. J'ai vu cette dame long-temps après, et elle ne s'était plus ressentie de rien.

Deuxième observation. — Mademoiselle D....., d'une bonne constitution, âgée de quinze ans, déjà bien réglée et jouissant d'une santé parfaite, eut, sur la moitié droite du front, et sans cause connue, une dartre vésiculaire. Une abondante suppuration donnait lieu à la formation de croûtes verdâtres. La cuisson que suscitait cette affection était tellement violente, qu'elle se déchirait jusqu'au sang. Environ deux mois de traitement suffirent à son entier rétablissement.

SEPTIÈME SÉRIE.

Dartre érythémoïde.

Première observation. — Mademoiselle B...., âgée de vingt-deux ans, d'un tempérament sanguin, éprouva, sans cause connue, une forte fièvre ; en même temps se développèrent, sur la totalité de la poitrine et du ventre, des élevures ou taches rouges très-saillantes, de la dimension d'une pièce de dix sous ; elles étaient extrêmement multipliées, et excitaient d'insupportables démangeaisons. Une saignée du bras fut pratiquée, on appliqua deux fois des sangsues à la vulve; la fièvre cessa, et la peau, qui était légèrement rouge dans l'intervalle des plaques, recouvra sa couleur naturelle. Ces élevures se flétrissaient dans une partie, pour se raviver dans d'autres. La santé était fort bonne. La dartre affecta un caractère de chronicité, qui me permit de la combattre par le nouveau procédé. Environ deux mois de traitement suffirent à sa guérison.

Deuxième observation.—M. C.., âgé de vingt-deux ans, d'une bonne constitution, éprouva, après avoir nagé et s'être exposé aux ardeurs du soleil, une grande chaleur dans la totalité du bras gauche. Des plaques rouges, d'une très-petite dimension, se montrèrent çà et là, et un prurit très-incommode se faisait ressentir. Peu à peu ces élevures prirent un tel accroissement, qu'elles acquirent l'étendue de la paume de la main. Dans différens endroits, des vésicules se formaient, et étaient bientôt brisées. La fièvre se manifesta, la soif, les douleurs de tête, les rougeurs de la langue, et plusieurs autres symptômes, me firent reconnaître l'existence d'une gastrite (inflammation d'estomac). M. C. fut mis à l'usage des boissons mucilagineuses et des lavemens émolliens; vingt sangsues furent appliquées à l'épigastre, et des lotions adoucissantes furent faites sur la totalité des bras. Les taches rouges diminuèrent d'étendue; enfin, après vingt jours, à dater du développement de la maladie, on ne comptait que treize taches dentelées qui avaient la dimension d'une pièce de quinze sous. N'ayant pu réussir à les faire disparaître par une nouvelle application de sangsues et par l'emploi des boissoins mucilagineuses, je me déterminai à combattre cette affection, qui avait déjà deux mois d'existence, par le nouveau procédé. Six semaines de traitement complétèrent la guérison.

APPENDICE

AUX OBSERVATIONS.

Au moment où j'écris, parmi les personnes qui sont en traitement, soit à Paris, soit à l'étranger, il en est quelques-unes qui sont dans l'état le plus favorable. Un monsieur de Hambourg, affecté d'une dartre écailleuse ayant une grande étendue, me fait savoir qu'il est presque guéri, quoiqu'il n'ait que trois mois de traitement.

Un monsieur, habitant Rennes, affecté depuis sept ans d'une dartre boutonneuse occupant tout le visage, et qui avait résisté à tous les moyens employés, a déjà obtenu une grande amélioration, quoiqu'il n'ait que vingt-deux jours de traitement.

Une dame, habitant Paris depuis un mois environ, est en traitement pour une dartre rongeante qui a douze ans d'existence: elle occupe la moitié du nez et la partie supérieure et interne de la joue gauche. La plupart des médecins de Rouen qui l'ont soignée, n'ont fait qu'aggraver sa position. Cet ulcère, qui a quelque chose de hideux, n'avait jamais pu se cicatriser dans un seul de ces points. Quoique depuis vingt-cinq jours seulement cette dame soit en traitement, elle marche déjà promptement vers la guérison

Je me bornerai à ces citations pour ne pas dépasser les bornes que comporte ce Mémoire.

Nota. Dans l'espace de temps qui s'est écoulé de la première édition de cet écrit à la troisième que je publie aujourd'hui, les malades assez nombreux que je soignais loin de Paris, ont obtenu une guérison radicale, et tous ceux qui sont maintenant en traitement sont dans l'état le plus favorable.

CONCLUSION.

J'ai démontré, dans le cours de cet ouvrage, que, pour guérir radicalement les affections dartreuses, il fallait favoriser l'expulsion du virus qui en est la source. J'ai exposé la méthode la plus sûre pour obtenir ce résultat, et j'ai assigné la manière d'agir des médicamens qui peuvent le procurer.

Parmi le grand nombre d'observations que je possède, celles que j'ai rapportées viennent à l'appui de ma doctrine, et confirment la vérité de mes assertions. Si l'on jette en effet un coup-d'œil général sur ces observations, on y verra que j'ai guéri en quelques mois, des affections dartreuses héréditaires, et d'autres qui existaient depuis un grand nombre d'années; on y remarquera surtout, que quelques jours ont suffi pour rendre le calme à des malades qui goûtaient à peine quelques instans de repos.

On appréciera donc facilement tous les avantages du traitement que j'ai indiqué, puisqu'il offre dans son application une sécurité d'autant plus grande, que ses effets immédiats sont l'entière expulsion du virus dartreux, soit par les vaisseaux exhalans de la peau, soit par la suppuration des parties affectées, et la prompte cessation des démangeaisons qui rendent souvent ces affections si cruelles.

On appréciera facilement aussi la supériorité de ma méthode sur celles journellement employées, puisque, loin de répercuter les affections dartreuses sur les organes intérieurs, et loin de produire ainsi les ravages les plus affrayans, elle tend au contraire à les guérir par un procédé tout-à-fait analogue à celui que la nature emploie. Ne nous indique-t-elle pas en effet, par l'espèce de dépuration qu'elle opère vers la peau, sous formes de croûtes, d'écailles et de boutons, la marche véritable que nous avons à suivre, et ne serait-ce pas ici particulièrement que pourrait s'appliquer avec avantage cette maxime d'Hippocrate : « Éconduisez les matières surtout par les voies où elles tendent, pourvu que ce soit par des issues convenables. *Quæ ducere oportet quò maximè natura vergit, per loca conferentia eo ducere.* »

Puisque la nature est toute conservatrice, puisqu'elle nous trace elle-même la marche que nous avons à suivre, soyons ses ministres et bornons tous nos soins à l'aider et à la diriger dans ses salutaires efforts.

FIN.

TABLE

DES MATIÈRES.

FIN DE LA TABLE.

www.ingramcontent.com/pod-product-compliance
Ingram Content Group UK Ltd.
Pitfield, Milton Keynes, MK11 3LW, UK
UKHW020946180726
13838UKWH00003B/1150